La Guida alla Psilocibina per Principianti

Un compagno completo per viaggi sicuri e trasformativi

David Morales Jr.

Per coloro che cercano di esplorare le profondità della propria mente e il mondo che li circonda, questa guida è per voi.

Sommario

Introduzione 5

  Capire la psilocibina 5

  Benefici della psilocibina 7

  Salute mentale: 7

  Creatività: 7

  Benessere: 8

  Crescita spirituale: 9

Vantaggi aggiuntivi: 9

  Neuroplasticità: 9

  Modalità predefinita di rete (DMN): 10

  Trattamento delle dipendenze: 10

  Miglioramento dell'empatia e delle relazioni interpersonali: 11

  Gestione del dolore: 11

  Conclusione: 12

Considerazioni legali 13

Disconoscimento 14

Parte prima: Preparazione 15

  Impostazione delle intenzioni 15

  Come impostare le intenzioni 16

  Preparazione fisica 17

  Preparazione mentale ed emotiva 21

Impostazione dell'ambiente......24

Parte seconda: Il viaggio......*28*

Dosaggio......28

Microdosaggio......29

Metodi di consumo......31

Cosa aspettarsi......34

Durante l'esperienza......37

Ruolo di un Sitter......42

Parte terza: Integrazione......*46*

Immediato post-esperienza......46

Integrazione a lungo termine......48

Condividere la tua esperienza......51

Parte quarta: Gestire le esperienze difficili......*54*

Capire i brutti viaggi......54

Prevenire i brutti viaggi......55

Gestione dei brutti viaggi......59

Contrastare un Trip di Psilocibina......63

Conclusione......*67*

Risorse......*69*

Scheda di riferimento rapido......*73*

Guida al dosaggio della psilocibina......73

Suggerimenti rapidi......73

Introduzione

Capire la psilocibina

La psilocibina è un composto psichedelico presente in natura che si trova in alcuni funghi, spesso indicati come "funghi magici". Questi funghi hanno una ricca storia di utilizzo in varie culture in tutto il mondo, in particolare nelle comunità indigene dell'America centrale e meridionale. Sono stati venerati per secoli per le loro proprietà spirituali, medicinali e terapeutiche.

Quando viene consumata, la psilocibina viene convertita in psilocina nel corpo, che colpisce principalmente i recettori della serotonina nel cervello. Questa interazione porta a cambiamenti significativi nella percezione, nell'umore e nella cognizione. Gli individui spesso riferiscono di sperimentare una percezione sensoriale migliorata, vivide allucinazioni visive e uditive e un profondo senso di interconnessione con il mondo che li circonda.

Gli stati alterati di coscienza indotti dalla psilocibina possono facilitare profonde intuizioni personali, guarigione emotiva e una nuova prospettiva sulla vita. Molte persone descrivono le loro esperienze come mistiche o trascendentali, spesso portando a cambiamenti positivi duraturi nella loro visione e nel loro comportamento. La ricerca ha dimostrato che la psilocibina può aiutare ad alleviare i sintomi di depressione, ansia, disturbo da stress post-traumatico e dipendenza, rendendola uno strumento promettente per la terapia della salute mentale.

I viaggi con la psilocibina sono altamente individuali e l'esperienza di ogni persona è unica. Fattori come il dosaggio, l'impostazione, la mentalità e la psicologia individuale giocano tutti un ruolo cruciale nel plasmare l'esperienza. Sebbene alcuni possano incontrare momenti difficili durante il loro viaggio, questi spesso portano a scoperte significative e alla crescita personale se affrontati con il giusto supporto e preparazione.

Mentre esplori il mondo della psilocibina, è essenziale affrontarlo con rispetto, consapevolezza e cuore aperto. Comprendendo i suoi effetti, preparandosi adeguatamente e integrando le intuizioni acquisite, è possibile sbloccare il potenziale trasformativo della psilocibina e intraprendere un viaggio alla scoperta di sé, alla guarigione e all'illuminazione.

Benefici della psilocibina

La ricerca ha dimostrato numerosi benefici della psilocibina, tra cui:

Salute mentale:

Una delle aree di ricerca più significative sulla psilocibina è il suo potenziale per alleviare i problemi di salute mentale. Gli studi hanno dimostrato che la psilocibina può portare a una sostanziale riduzione dei sintomi di depressione, ansia e disturbo da stress post-traumatico. A differenza dei trattamenti tradizionali, la psilocibina può fornire un sollievo duraturo dopo poche sessioni. Si pensa che ciò sia dovuto alla sua capacità di promuovere nuove prospettive e intuizioni, consentendo alle persone di elaborare e integrare le esperienze traumatiche in modo più efficace. Inoltre, è stato scoperto che la psilocibina riduce la risposta alla paura, rendendola particolarmente utile per chi soffre di PTSD.

Creatività:

La psilocibina è nota per migliorare il pensiero creativo e le capacità di risoluzione dei problemi. Le persone spesso riferiscono di aver sperimentato un accresciuto senso di immaginazione e la capacità di pensare fuori dagli schemi. Ciò può essere attribuito al modo in cui la psilocibina interrompe i modelli tipici dell'attività cerebrale, consentendo l'emergere di nuove connessioni e idee. Artisti, scrittori e altri professionisti creativi hanno utilizzato la psilocibina per superare i blocchi creativi ed esplorare nuove direzioni artistiche. La capacità del composto di migliorare la percezione sensoriale contribuisce anche a esperienze più vivide e stimolanti, che possono essere incanalate in sforzi creativi.

Benessere:

La psilocibina può aumentare significativamente il senso di connessione, la pace e il benessere generale. Molte persone descrivono un profondo sentimento di unità con gli altri e con l'universo, spesso definito "esperienza mistica". Queste esperienze possono portare a un apprezzamento più profondo per la vita, la natura e le relazioni, favorendo un senso di gratitudine e appagamento. La ricerca ha indicato che la psilocibina può migliorare la regolazione emotiva e la resilienza, aiutando le persone ad affrontare meglio le sfide della vita. Questo maggiore senso di benessere può persistere a lungo dopo l'esperienza con la psilocibina, contribuendo a miglioramenti duraturi della salute mentale.

Crescita spirituale:

La psilocibina è stata usata per secoli nei rituali religiosi e sciamanici per approfondire la comprensione spirituale e l'intuizione personale. Le persone moderne spesso riportano esperienze simili di risveglio spirituale e illuminazione. La psilocibina può dissolvere l'ego, permettendo agli individui di connettersi con il loro io interiore e con l'universo più grande a un livello profondo. Questo può portare a esperienze trasformative che rimodellano le proprie convinzioni, i valori e il senso di scopo. Molte persone scoprono che la psilocibina li aiuta a esplorare le domande esistenziali e a sviluppare una pratica spirituale più significativa e appagante.

Vantaggi aggiuntivi:

Neuroplasticità:

Neuroplasticità, la capacità del cervello di riorganizzarsi e formare nuove connessioni neurali. Ciò può migliorare l'apprendimento, la memoria e la flessibilità cognitiva, consentendo alle persone di adattarsi più facilmente a nuove situazioni e sfide. La neuroplasticità è anche associata al recupero da lesioni cerebrali e alla mitigazione del declino cognitivo legato all'età.

Modalità predefinita di rete (DMN):

La psilocibina ha un profondo effetto sulla rete di modalità predefinita (DMN) del cervello, una rete di regioni cerebrali interagenti che è attiva quando la mente è a riposo e non è concentrata sul mondo esterno. Il DMN è associato ai pensieri autoreferenziali, alla ruminazione e al senso di sé. L'iperattività nel DMN è legata a condizioni come la depressione e l'ansia. La psilocibina riduce l'attività nel DMN, portando a una diminuzione del pensiero rigido e focalizzato su se stessi e consentendo uno stato di coscienza più fluido e interconnesso. Questa alterazione può facilitare profonde intuizioni personali e una rottura con gli schemi di pensiero negativi.

Trattamento delle dipendenze:

Ricerche emergenti suggeriscono che la psilocibina può essere efficace nel trattamento di varie forme di dipendenza, tra cui l'alcolismo, la dipendenza da nicotina e la dipendenza da oppioidi. Interrompendo i modelli di comportamento e di pensiero radicati, la psilocibina può aiutare le persone a ottenere nuove informazioni sui loro comportamenti di dipendenza e a sviluppare meccanismi di coping più sani.

Miglioramento dell'empatia e delle relazioni interpersonali:

La psilocibina può aumentare l'empatia e migliorare le relazioni interpersonali. Le persone spesso riferiscono una maggiore capacità di comprendere e connettersi con gli altri, favorendo relazioni più compassionevoli e di supporto. Questa maggiore empatia può portare a una migliore comunicazione, risoluzione dei conflitti e soddisfazione generale della relazione.

Gestione del dolore:

Alcuni studi hanno indicato che la psilocibina può aiutare a gestire le condizioni di dolore cronico. Alterando la percezione del dolore e riducendo il disagio emotivo ad esso associato, la psilocibina può fornire sollievo a coloro che soffrono di dolore cronico, fibromialgia e altre condizioni debilitanti.

Conclusione:

I benefici della psilocibina sono ampi e profondi e offrono un potenziale sollievo per varie condizioni di salute mentale, favoriscono la creatività, migliorano il benessere e promuovono la crescita spirituale. Influenzando la rete di modalità predefinita del cervello, la psilocibina può interrompere i modelli di pensiero negativi e consentire intuizioni personali trasformative. Mentre la ricerca continua a scoprire il suo potenziale terapeutico, la psilocibina è destinata a diventare uno strumento inestimabile per lo sviluppo personale e la guarigione. Approcciandosi al suo uso con rispetto e consapevolezza, gli individui possono sfruttare il potere trasformativo della psilocibina per migliorare la propria vita e quella di coloro che li circondano.

Considerazioni legali

Lo status legale della psilocibina varia notevolmente in tutto il mondo. In alcuni luoghi è stato depenalizzato o legalizzato per uso medico, mentre in altri rimane illegale. È fondamentale comprendere e rispettare le leggi della propria zona per garantire un utilizzo sicuro e legale.

Negli Stati Uniti, la psilocibina è considerata una sostanza controllata dalla Tabella I, il che la rende illegale secondo la legge federale. Tuttavia, città come Denver e Oakland ne hanno depenalizzato l'uso e l'Oregon ha legalizzato la terapia con psilocibina in condizioni regolamentate.

Disconoscimento

Questa guida è destinata esclusivamente a scopo informativo. L'autore non sostiene attività illegali e non è responsabile dell'uso di psilocibina da parte di alcun individuo, compreso il loro dosaggio e i risultati delle loro esperienze. Consultare sempre un operatore sanitario e rispettare le leggi e i regolamenti locali.

Parte prima: Preparazione

Impostazione delle intenzioni

Importanza delle intenzioni

Definire le proprie intenzioni prima di intraprendere un viaggio con la psilocibina è fondamentale. Le intenzioni sono gli scopi o gli obiettivi che ti sei prefissato per l'esperienza. Possono variare dalla ricerca di intuizioni personali, guarigione e crescita spirituale, alla semplice esplorazione della coscienza. Stabilire intenzioni chiare può migliorare significativamente il tuo viaggio con la psilocibina, fornendo direzione e scopo. Le intenzioni agiscono come una bussola, guidandoti verso intuizioni ed esperienze significative. Le intenzioni chiare aiutano a guidare l'esperienza, fornendo un focus che può influenzare la direzione e i risultati del viaggio.

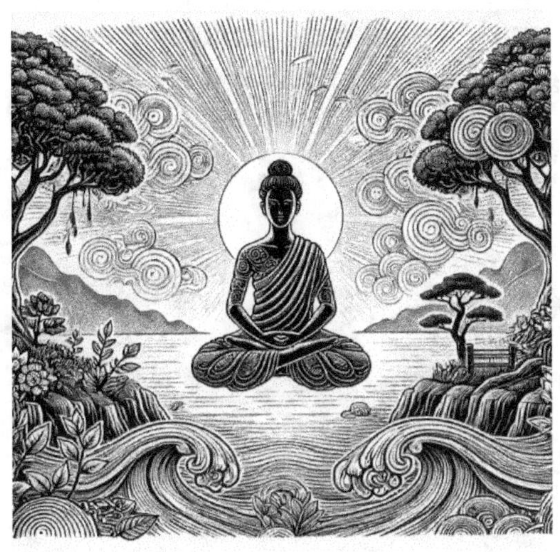

Come impostare le intenzioni

Rifletti su ciò che speri di ottenere da questa esperienza. Scrivi le tue intenzioni e rivisitale prima del viaggio. Possono essere correlati alla crescita personale, alla guarigione, alla creatività o alla comprensione di se stessi.

Esempi di intenzioni positive:

1. Per fare chiarezza su una questione personale:

- "Intendo capire la causa principale della mia ansia e trovare il modo di gestirla meglio".

2. Per migliorare la creatività:

- "Il mio obiettivo è liberare il mio potenziale creativo e generare nuove idee per la mia arte".

3. Per sperimentare una connessione più profonda con la natura:

- "Voglio sentirmi più connessa al mondo naturale e apprezzarne la bellezza".

4. Per guarire le ferite emotive:

- "Cerco di affrontare e guarire i traumi del passato che mi hanno trattenuto".

5. Per ottenere informazioni su un aspetto particolare della tua vita:

- "Spero di comprendere più a fondo il mio percorso professionale e di prendere decisioni informate sul mio futuro".

Preparazione fisica

Linee guida dietetiche

Ciò che mangi prima di un viaggio con la psilocibina può avere un impatto significativo sulla tua esperienza. Nei giorni che precedono il tuo viaggio, consuma cibi puliti e nutrienti. Evita l'alcol e i pasti pesanti e trasformati. Il giorno del viaggio, mangia leggero per prevenire la nausea. Si consiglia un pasto leggero e sano, evitando cibi pesanti e grassi che possono causare disagio. Alcune persone preferiscono digiunare per alcune ore prima del viaggio per ridurre la nausea e migliorare la chiarezza.

Esempio di piano alimentare pre-viaggio:

1. Due giorni prima:

- Colazione: frullato con spinaci, banana e latte di mandorla
- Pranzo: insalata di quinoa con verdure miste e vinaigrette leggera
- Cena: salmone alla griglia con broccoli al vapore e riso integrale

2. Un giorno prima:

- Colazione: farina d'avena con frutti di bosco freschi e miele
- Pranzo: impacco di tacchino e avocado con contorno di bastoncini di carote
- Cena: pollo al forno con patate dolci e fagiolini

3. Giorno del viaggio:

- Colazione: yogurt greco con una manciata di noci e semi
- Spuntini leggeri se necessario: frutta fresca, noci crude o una piccola insalata

Preparare il tuo corpo

Preparare il tuo corpo è essenziale per un'esperienza positiva con la psilocibina. Assicurati di essere ben riposato, idratato e in buona salute fisica. Impegnati in un esercizio leggero, fai stretching e assicurati di essere ben riposato. Il benessere fisico può influenzare positivamente il tuo stato mentale e l'esperienza complessiva. Una preparazione adeguata può migliorare l'esperienza e aiutarti a gestire il viaggio con maggiore resilienza e comfort.

Esempio di preparazione fisica pre-viaggio:

1. Routine di esercizi:

- Sessione mattutina di yoga incentrata su allungamenti profondi e rilassamento
- Una corsa leggera o una camminata veloce nel pomeriggio per aumentare le endorfine

2. Riposo:

- Assicurati di dormire almeno 7-8 ore la notte prima del viaggio
- Fai brevi sonnellini, se necessario, per sentirti completamente riposato

Idratazione e riposo

Rimani idratato e dormi a sufficienza la notte prima del viaggio. Essere ben riposati e idratati ti aiuta a essere fisicamente preparato per l'esperienza.

Esempio di piano di idratazione:

1. Due giorni prima:

   - Bevi almeno 8 bicchieri d'acqua durante il giorno
   - Evita le bevande contenenti caffeina e zuccherate

2. Un giorno prima:

   - Continua a bere almeno 8 bicchieri d'acqua
   - Prendi in considerazione tisane come la camomilla o la menta piperita per rilassarti

3. Giorno del viaggio:

   - Bevi acqua regolarmente ma evita l'iperidratazione per evitare frequenti viaggi in bagno

Preparazione mentale ed emotiva

Pratiche di meditazione e mindfulness

La meditazione regolare può aiutare a calmare la mente e prepararti per il viaggio. Le pratiche di mindfulness possono migliorare la tua capacità di rimanere presente e navigare nell'esperienza con facilità.

Esempio di routine di meditazione:

1. Meditazione mattutina:

- Trova un posto tranquillo e siediti comodamente
- Concentrati sul respiro, inspirando profondamente ed espirando lentamente
- Dedica 10-15 minuti a liberare la mente e a stabilire intenzioni positive

2. Riflessione serale:

- Rifletti sulla tua giornata e sulle emozioni che hai vissuto
- Pratica la gratitudine annotando tre cose per cui sei grato

Affrontare le paure e le ansie

Riconosci eventuali paure che potresti avere e affrontale scrivendo un diario o parlando con un amico fidato. Comprendere e accettare le tue ansie può aiutarti a sentirti più preparato e meno apprensivo.

Esempio di come affrontare le paure:

1. Esercizio di journaling:

- Scrivi tutte le paure o le ansie che hai riguardo al viaggio
- Rifletti sulle origini di queste paure e su come puoi affrontarle
- Crea affermazioni per contrastare i pensieri negativi

2. Parlare con un amico:

- Condividi le tue preoccupazioni con un amico fidato che capisce le tue intenzioni
- Discuti i possibili scenari e come potresti gestirli
- Cerca rassicurazione e sostegno dal tuo amico

Esercizi di journaling

Scrivi i tuoi pensieri e sentimenti nei giorni che precedono l'esperienza. Tenere un diario può aiutarti a elaborare le emozioni e chiarire le tue intenzioni.

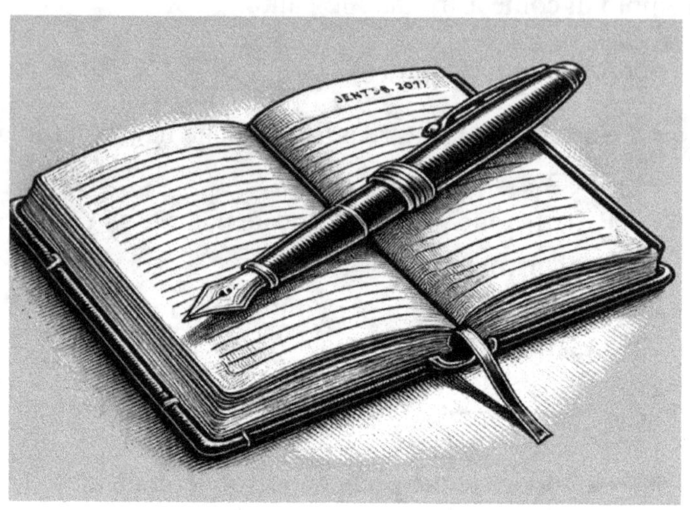

Esempio di prompt per l'inserimento nel journal:

1. Riflessione sulle intenzioni:

- Cosa spero di ottenere da questa esperienza?
- In che modo questo viaggio può aiutarmi a raggiungere i miei obiettivi?

2. Preparazione emotiva:

- Quali emozioni sto provando attualmente?
- Come posso affrontare le mie paure o ansie riguardo al viaggio?

3. Definizione degli obiettivi:

- Quali risultati specifici desidero da questo viaggio?

- Come faccio a sapere se ho raggiunto i miei propositi?

Impostazione dell'ambiente

Creare uno spazio sicuro

Un ambiente sicuro e confortevole è vitale per un viaggio con la psilocibina. Scegli un ambiente tranquillo, confortevole e familiare dove ti senti al sicuro. Assicurati che lo spazio sia libero da distrazioni e interruzioni, con comodi posti a sedere o aree sdraiate, luci rilassanti e accesso alla natura, se possibile. Uno spazio sicuro ti aiuta a sentirti sicuro, permettendoti di immergerti completamente nell'esperienza.

Esempio di creazione di uno spazio sicuro:

1. Configurazione del soggiorno:

    - Organizza comodi posti a sedere con cuscini e coperte
    - Usa un'illuminazione morbida e calda come lampade o candele
    - Assicurati che la stanza sia pulita e ordinata

2. Installazione all'aperto:

    - Trova un luogo appartato nella natura, come un giardino o un parco

- Porta una sedia comoda o una coperta su cui sederti
- Circondati di elementi naturali come piante, fiori e giochi d'acqua

Scegliere la musica giusta

Prepara una playlist di musica rilassante per migliorare la tua esperienza. La musica può essere uno strumento potente per guidare e arricchire il tuo viaggio.

La playlist della Johns Hopkins è una selezione accuratamente curata di musica progettata per supportare e migliorare l'esperienza della psilocibina. Questa playlist include una gamma di generi e stili, scelti per guidarti e confortarti nelle diverse fasi del tuo viaggio. Molti trovano utile utilizzare questa playlist come sfondo per la loro esperienza.

Esempio di playlist di un viaggio nella psilocibina:

1. Musica d'ambiente:

- "Weightless" di Marconi Union
- "Un momento di quiete" di Dio è un astronauta

2. Suoni della natura:

- "Suoni della foresta" di Nature Soundscapes
- "Ocean Waves" di Relaxing White Noise

3. Tracce strumentali:

- "Clair de Lune" di Debussy
- "Specchio nello specchio" di Arvo Pärt

Articoli essenziali da avere

- Abbigliamento comodo
- Coperte e cuscini
- Acqua e snack leggeri
- Un diario e una penna
- Oggetti significativi (ad es. cristalli, foto)

Esempio di articoli essenziali:

1. Abbigliamento comodo:

- Tessuti larghi e morbidi come il cotone o il lino
- Strati per adattarsi alle variazioni di temperatura

2. Spuntini:

- Frutta fresca come mele o frutti di bosco
- Noci e semi per le proteine
- Tisane per l'idratazione

Avere oggetti essenziali come acqua, snack, un diario e una coperta può migliorare notevolmente il comfort e la sicurezza durante il viaggio. Acqua e snack aiutano a mantenere i livelli di idratazione ed energia, mentre un diario ti consente di documentare intuizioni ed esperienze. Una coperta può fornire calore e comfort, contribuendo a un senso di sicurezza.

Parte seconda: Il viaggio

Dosaggio

Determinare la dose giusta

Per i principianti, è fondamentale iniziare con una dose da bassa a moderata. Una dose iniziale tipica è compresa tra 1 e 1,5 grammi di funghi secchi. Questo intervallo di dosaggio consente di misurare la sensibilità e la reazione alla psilocibina in modo controllato. Le persone esperte possono optare per dosi più elevate, ma questa guida si concentra sui principianti per garantire un'esperienza sicura e positiva.

Fattori che influenzano il dosaggio

- Peso corporeo: gli individui più pesanti possono richiedere dosi leggermente più elevate per ottenere gli stessi effetti.
- Sensibilità: Il corpo di ognuno reagisce in modo diverso alla psilocibina. Inizia con un livello basso e regola se necessario per le esperienze future.
- Set e impostazione: il tuo stato mentale e l'ambiente possono influenzare l'intensità dell'esperienza. Assicurati che entrambi siano positivi e di supporto.

Microdosaggio

Cos'è il microdosaggio

Il microdosaggio comporta l'assunzione di dosi subpercettive di psilocibina, in genere da 0,1 a 0,3 grammi di funghi secchi. Questa pratica mira a fornire i benefici della psilocibina, come il miglioramento dell'umore e della creatività, senza indurre un'esperienza psichedelica completa.

Vantaggi del microdosaggio

- Miglioramento dell'umore e della stabilità emotiva
- Maggiore concentrazione e produttività
- Aumento della creatività e delle capacità di risoluzione dei problemi
- Riduzione dei sintomi di depressione e ansia

Programma di microdosaggio

Un programma comune è quello di assumere una microdose ogni tre giorni, consentendo al corpo di integrare i benefici senza sviluppare tolleranza. Modifica il programma in base alla tua esperienza personale e alle tue esigenze.

Esempio di programma di microdosaggio:

1. Giorno 1:

- Assumere 0,1 grammi di funghi secchi a colazione
- Monitora il tuo umore e la tua produttività durante il giorno

2. Giorno 2:

- Nessuna microdose
- Rifletti sull'esperienza del giorno precedente nel tuo diario

3. Giorno 3:

- Nessuna microdose
- Continua a monitorare il tuo umore e la tua produttività

4. Giorno 4:

- Ripetere il processo di microdose e journaling

Metodi di consumo

Diversi metodi di consumo

La psilocibina può essere consumata in varie forme, ognuna con i suoi vantaggi unici. Scegli il metodo che ti fa sentire più a tuo agio e naturale.

Funghi secchi

Il metodo più comune è quello di consumare direttamente i funghi secchi. Possono essere mangiati così come sono, ma alcune persone trovano il sapore sgradevole.

- Punti positivi: Facile e diretto.
- Contro: Il sapore può essere sgradevole; può causare nausea.

Individui diversi hanno modi unici di consumare funghi psilocibinici per migliorare la loro esperienza e gestire qualsiasi disagio.

Per esempio:

Alcune persone preferiscono masticare i funghi secchi lentamente e seguire con un sorso d'acqua per diluire il gusto. Trovano utile mangiare un pezzetto di zenzero per combattere la nausea.

Capsules

Le capsule contenenti polvere di psilocibina sono un altro metodo popolare. Consentono un dosaggio preciso ed eliminano il problema del gusto.

- Pro: Dosaggio preciso, nessun sapore.

- Contro: Richiede la preparazione o l'acquisto da una fonte affidabile.

Tè alla psilocibina

Preparare il tè con i funghi psilocibinici è un metodo più delicato sullo stomaco e può essere aromatizzato per migliorare il gusto.

- Pro: Più facile per lo stomaco, può mascherare il gusto.
- Contro: Richiede preparazione.

Esempio:

Alcune persone preferiscono macinare i loro funghi secchi in una polvere fine e metterli in infusione in acqua calda con una fetta di limone e miele. Trovano il tè rilassante e apprezzano il rituale della preparazione.

Commestibili

I funghi psilocibinici possono essere incorporati in vari commestibili, come cioccolatini o prodotti da forno.

- Punti positivi: Può mascherare completamente il gusto, esperienza piacevole.
- Contro: Richiede preparazione, può alterare la potenza.

Esempio:

Alcune persone producono tartufi di cioccolato infusi di psilocibina. Seguono una ricetta che garantisce una distribuzione uniforme della psilocibina e si godono questa dolce delizia come parte del loro viaggio.

Preparazione del tè alla psilocibina

1. Macina i funghi: usa un macinino per scomporre i funghi secchi in una polvere fine.

2. Far bollire l'acqua: portare l'acqua a ebollizione e poi lasciarla raffreddare leggermente.

3. Mettere in infusione i funghi: versare l'acqua calda sulla polvere di funghi e lasciarla in infusione per 10-15 minuti.

4. Filtrare e servire: filtrare la miscela per rimuovere eventuali particelle solide e gustare il tè.

Esempio:

Altri preferiscono aggiungere zenzero e camomilla al loro tè alla psilocibina per esaltarne il sapore e ridurre qualsiasi potenziale nausea.

Cosa aspettarsi

Sensazioni e immagini a diversi intervalli di dosaggio

Gli effetti della psilocibina possono variare in modo significativo in base al dosaggio. Ecco una guida generale a ciò che potresti aspettarti a diversi intervalli di dosaggio:

1. Microdosi (da 0,1 a 0,3 grammi)
    *   Sensazioni: Leggero miglioramento dell'umore, aumento della concentrazione, maggiore creatività e lieve euforia.
    *   Immagini: Generalmente, nessuna allucinazione visiva. Potresti notare lievi miglioramenti nella percezione dei colori e nell'acuità visiva.

Esempio:

Emily prende una microdose prima della sua giornata lavorativa. Avverte un leggero aumento dei suoi livelli di energia e si ritrova più concentrata e creativa durante i suoi compiti.

2. Dose bassa (da 0,5 a 1 grammo)
    *   Sentimenti: lieve euforia, sensi intensificati, maggiore empatia e pensieri introspettivi.

- Elementi visivi: i colori possono apparire più brillanti e i motivi possono sembrare più vividi. Nessuna allucinazione significativa.

Esempio:

Alex prende 0,7 grammi di funghi secchi e passa il pomeriggio in un parco. Si sente più connesso alla natura e nota i colori vivaci dei fiori e degli alberi.

3. Dose moderata (da 1 a 2 grammi)

- Sentimenti: euforia più forte, rilascio emotivo, introspezione più profonda e senso di interconnessione.
- Elementi visivi: allucinazioni visive da leggere a moderate, inclusi motivi geometrici, colori migliorati e lievi distorsioni nella percezione.

Esempio:

Maria prende 1,5 grammi di funghi secchi e ascolta la sua musica preferita. Sperimenta il rilascio emotivo e acquisisce nuove intuizioni nelle sue relazioni personali.

4. Dose elevata (da 2 a 3,5 grammi)

- Sentimenti: Intensa euforia, profonde esperienze emotive, introspezione significativa e possibili intuizioni spirituali.
- Immagini: forti allucinazioni visive, inclusi modelli geometrici complessi, colori vivaci e cambiamenti nella percezione del tempo e dello spazio.

Esempio: Jason prende 3 grammi di funghi secchi e ha un'esperienza profondamente spirituale. Sente un profondo senso di unità con l'universo e acquisisce intuizioni sullo scopo della sua vita.

5. Dose eroica (4 grammi e oltre)

- Sentimenti: Esperienze emotive e spirituali estremamente intense, possibile dissoluzione dell'ego e senso di trascendenza.
- Immagini: allucinazioni visive estremamente vivide e coinvolgenti, tra cui la visione di entità, esperienze extracorporee e un'alterazione completa della realtà.

Esempio:

Samantha assume 5 grammi di funghi secchi in un ambiente controllato e sicuro. Sperimenta la dissoluzione dell'ego e acquisisce profonde intuizioni spirituali che cambiano la sua prospettiva sulla vita.

Durante l'esperienza

Cosa aspettarsi durante le diverse fasi del viaggio

1. Esordio (20-60 minuti)

- Sentimenti: le sensazioni iniziali possono includere un senso di anticipazione, un leggero nervosismo o eccitazione. Possono verificarsi sensazioni fisiche come formicolio o un leggero ronzio corporeo.
- Elementi visivi: Lievi cambiamenti nella percezione, come colori e motivi migliorati.

Esempio:

Durante l'esordio, potresti sentire un leggero formicolio alle mani e un crescente senso di eccitazione. Nota che i colori nella sua stanza diventano più vivaci.

2. Picco (2-4 ore)

- Sensazioni: La vetta è la parte più intensa del viaggio, caratterizzata da forti esperienze emotive e sensoriali. L'euforia, l'introspezione profonda e un senso di interconnessione sono comuni.
- Elementi visivi: vivide allucinazioni visive, inclusi motivi geometrici, forme mutevoli e colori migliorati. Gli oggetti possono sembrare respirare o muoversi.

Esempio:

Al culmine del tuo viaggio, potresti sentire ondate di euforia e un profondo senso di connessione con l'universo. Potresti vedere motivi e colori intricati che vorticano intorno a te.

3. Altopiano (2-4 ore)

- Sensazioni: l'intensità del picco si attenua, portando a un livello di esperienza più stabile ma comunque significativo. Le esperienze emotive e sensoriali rimangono intensificate ma meno travolgenti.
- Immagini: le immagini continuano, ma sono meno intense rispetto al picco. I motivi e i colori rimangono vibranti, ma il movimento e le distorsioni diminuiscono.

Esempio:

Durante l'altopiano, potresti provare un senso di calma e appagamento. Gli schemi visivi sono ancora presenti ma meno intensi, permettendoti di riflettere sulle tue intuizioni.

4. Scendi (1-2 ore)

- Sentimenti: Un graduale ritorno alla normale coscienza, con persistenti sensazioni di pace, introspezione e lieve euforia. Alcuni individui possono sentirsi stanchi o introspettivi.
- Elementi visivi: gli elementi visivi svaniscono e la percezione torna alla normalità. Lievi effetti collaterali, come un maggiore apprezzamento dei colori, possono persistere.

Esempio:

Mentre il viaggio volge al termine, potresti provare un senso di pace e relax. Le immagini svaniscono e puoi riflettere sulla tua esperienza con gratitudine.

Tecniche per rimanere con i piedi per terra

Concentrati sul tuo respiro, ascolta la musica o tieni un oggetto confortante per rimanere con i piedi per terra.

Ricorda a te stesso che l'esperienza è temporanea e alla fine passerà.

Esempio di tecniche di messa a terra:

1. Esercizio di respirazione:

- Siediti comodamente e chiudi gli occhi
- Inspira profondamente contando fino a quattro, trattieni contando fino a quattro, espira contando fino a quattro
- Ripeti questo ciclo per diversi minuti finché non ti senti calmo

2. Musica:

- Ascolta musica strumentale rilassante o suoni della natura
- Concentrati sul ritmo e sulla melodia per ancorare i tuoi pensieri

3. Oggetti di comfort:

- Tieni una coperta morbida o un peluche preferito
- Concentrati sulla consistenza e sulla sensazione per riportarti al momento presente

Gestire i momenti difficili

Se incontri momenti difficili, ricorda a te stesso che l'esperienza è temporanea e concentrati sul tuo respiro.

Può anche aiutare a cambiare leggermente l'ambiente, ad esempio spostandosi in un'altra stanza o regolando l'illuminazione.

Esempio di gestione dei momenti difficili:

1. Cambia il tuo ambiente:

- Spostarsi in un'altra stanza con un'illuminazione più soffusa
- Apri una finestra per far entrare aria fresca e suoni naturali

2. Affermazioni positive:

- Ripeti frasi rilassanti come "Sono al sicuro", "Passerà" o "Ho il controllo".
- Scrivi queste affermazioni e tienile a portata di mano come promemoria

3. Meditazione guidata:

- Ascolta un brano di meditazione guidata progettato per i viaggi con la psilocibina
- Segui la voce e visualizza scene rilassanti per spostare la tua attenzione

Ruolo di un Sitter

Importanza di un sitter

Un sitter può rassicurarti e aiutarti a stare al sicuro durante il viaggio. Fungono da presenza radicata, offrendo supporto se necessario.

Scegliere il Sitter Giusto

Scegli qualcuno di cui ti fidi, che sia calmo ed esperto con gli psichedelici. Assicurati che comprendano il loro ruolo e le loro responsabilità.

Esempio di ruolo di un sitter:

1. Presenza di supporto:

- Siediti tranquillamente nella stessa stanza o nelle vicinanze, pronto ad aiutarti se necessario
- Offrite parole di conforto e un tocco fisico, se appropriato

2. Monitoraggio:

- Tieni d'occhio lo stato fisico ed emotivo dell'individuo

- Siate pronti a intervenire se diventano angosciati o disorientati

3. Orientamento:

- Aiuta l'individuo a rimanere con i piedi per terra con esercizi di respirazione o conversazione
- Fornire rassicurazioni e ricordare loro le loro intenzioni e la loro sicurezza

Responsabilità di un Sitter

Il sitter deve rimanere sobrio ed essere disponibile ad assisterti durante l'esperienza. Dovrebbero fornire conforto, rassicurazione e aiutarti a superare qualsiasi momento difficile.

Esempio di azioni di un sitter:

1. Prima del viaggio:

- Discutere le intenzioni dell'individuo e le eventuali preoccupazioni specifiche
- Pianificare la sessione, inclusa la configurazione dell'ambiente e la preparazione degli elementi necessari

2. Durante il viaggio:

- Rimani attento e reattivo alle esigenze dell'individuo
- Offri una guida delicata e rassicurante senza essere invadente

3. Dopo il viaggio:

- Aiuta l'individuo a riflettere sulla propria esperienza e a tenere un diario delle proprie intuizioni
- Fornire un supporto continuo e incoraggiare sane pratiche di integrazione

Parte terza: Integrazione

Immediato post-esperienza

Riflettere sul viaggio

Prenditi del tempo per riflettere sulla tua esperienza attraverso il diario o parlando con un amico. La riflessione aiuta a consolidare le intuizioni acquisite durante il percorso.

Esempio di riflessione:

1. Suggerimenti per il diario:

- Quali sono stati i momenti più significativi del mio percorso?
- Come mi sono sentito durante l'apice dell'esperienza?
- Quali intuizioni o realizzazioni ho avuto?

2. Parlare con un amico:

- Condividi i momenti salienti e le emozioni del viaggio
- Discutere di eventuali sfide affrontate e di come sono state gestite
- Chiedi feedback e supporto al tuo amico

Pratiche di auto-cura

Impegnati in attività dolci come lo yoga, camminare o fare il bagno. Le pratiche di autocura possono aiutarti a sentirti radicato e nutrito dopo l'esperienza.

Esempio di pratiche di autocura:

1. Yoga dolce:

- Pratica posizioni riparatrici come la posizione del bambino, le gambe sul muro e la savasana
- Concentrati sulla respirazione profonda e sul rilassamento

2. Passeggiata nella natura:

- Fai una passeggiata in un parco o in un'area naturale vicina
- Presta attenzione ai luoghi, ai suoni e agli odori intorno a te per rimanere presente

3. Bagno caldo:

- Aggiungi sali di Epsom o oli essenziali al bagno per un maggiore relax
- Immergiti per 20-30 minuti mentre ascolti musica rilassante

Tecniche di messa a terra

Pratica esercizi di radicamento come la respirazione profonda o la connessione con la natura. Queste tecniche possono aiutarti a sentirti centrato ed equilibrato. Esempio di tecniche di messa a terra:

1. Respirazione profonda:

- Siediti o sdraiati comodamente
- Inspira profondamente attraverso il naso, trattieni per alcuni secondi, quindi espira lentamente attraverso la bocca
- Ripeti questo processo più volte finché non ti senti a terra

2. Connettersi con la natura:

- Cammina a piedi nudi sull'erba o sulla sabbia per sentire la terra sotto i tuoi piedi
- Trascorri del tempo a fare giardinaggio o a prenderti cura delle piante
- Siediti tranquillamente in un ambiente naturale e osserva l'ambiente circostante
-

Integrazione a lungo termine

Incorporare le intuizioni nella vita quotidiana

Identifica i modi per applicare le intuizioni acquisite dal tuo percorso alla tua vita quotidiana. L'integrazione consiste nell'apportare cambiamenti significativi e incorporare nuove prospettive.

Esempio di incorporazione di intuizioni:

1. Crescita personale:

- Stabilisci nuovi obiettivi in base alle realizzazioni del tuo percorso
- Sviluppa una pratica quotidiana di consapevolezza o meditazione

2. Relazioni:

- Comunicare in modo più aperto e onesto con i propri cari
- Pratica l'ascolto attivo e l'empatia nelle tue interazioni

3. Cambiamenti nello stile di vita:

- Adotta abitudini più sane, come esercizio fisico regolare, alimentazione equilibrata e sonno adeguato
- Esplora nuovi hobby o sbocchi creativi in linea con le tue passioni

Mindfulness e meditazione continue

Mantieni una pratica di meditazione regolare per mantenere vivi i benefici dell'esperienza. La mindfulness può aiutarti a rimanere in contatto con le intuizioni e la crescita raggiunte durante il tuo percorso.

Esempio di routine di meditazione:

1. Pratica quotidiana:

- Metti da parte 10-20 minuti ogni mattina per la meditazione
- Concentrati sul tuo respiro e osserva i tuoi pensieri senza giudizio

2. Esercizi di consapevolezza:

- Pratica un'alimentazione consapevole assaporando ogni boccone e prestando attenzione ai sapori e alle consistenze
- Impegnati in una camminata consapevole concentrandoti sulle sensazioni di ogni passo e su ciò che ti circonda

Cercare supporto se necessario

Prendi in considerazione l'idea di unirti a un gruppo di supporto o di cercare un aiuto professionale se hai difficoltà con l'integrazione. Ci sono molte risorse disponibili per supportare il tuo viaggio in corso.

Esempio di ricerca di supporto:

1. Gruppi di supporto:

- Unisciti a forum online o gruppi locali incentrati sull'integrazione psichedelica
- Partecipa alle riunioni e condividi le tue esperienze con altri che capiscono

2. Aiuto professionale:

- Cerca un terapeuta o un consulente esperto nell'integrazione psichedelica
- Partecipare a workshop o ritiri di integrazione

Condividere la tua esperienza

Parlare con amici e familiari

Condividi la tua esperienza con persone fidate che possono offrire supporto. Parlare del tuo percorso può aiutarti a elaborare e integrare l'esperienza.

Esempio di condivisione della tua esperienza:

1. Amici intimi:

- Scegli amici di mentalità aperta e solidali
- Condividi le intuizioni e le emozioni chiave del tuo percorso
- Sii onesto su tutte le sfide affrontate e su come le hai superate

2. Membri della famiglia:

- Avvicina i membri della famiglia che potrebbero essere interessati o solidali
- Spiega le tue intenzioni e i risultati positivi del tuo percorso
- Sii paziente e aperto alle loro domande e preoccupazioni

Adesione a gruppi di supporto

Connettiti con altri che hanno avuto esperienze simili. I gruppi di supporto possono fornire un senso di comunità e comprensione.

Esempio di adesione a gruppi di supporto:

1. Comunità online:

- Unisciti a forum come r/Psychedelics di Reddit o la community di The Third Wave
- Partecipa alle discussioni, fai domande e condividi le tue esperienze

2. Gruppi locali:

- Cerca gruppi di incontro locali o organizzazioni focalizzate sull'integrazione psichedelica
- Partecipa a riunioni, workshop ed eventi per entrare in contatto con gli altri

Espressione creativa

Esprimi il tuo viaggio attraverso l'arte, la scrittura o altri sbocchi creativi. La creatività può essere un modo potente per elaborare e condividere le tue intuizioni.

Esempio di espressione creativa:

1. Arte:

- Crea dipinti, disegni o sculture che riflettano la tua esperienza
- Usa colori, forme e simboli per trasmettere le tue emozioni e intuizioni

2. Scrittura:

- Scrivi poesie, racconti o saggi sul tuo viaggio
- Avvia un blog o un diario per documentare il tuo processo di integrazione in corso

3. Musica:

- Componi canzoni o crea playlist che catturino l'essenza della tua esperienza
- Condividi la tua musica con gli amici o le comunità online

Parte quarta: Gestire le esperienze difficili

Capire i brutti viaggi

Che cos'è un brutto viaggio?

Un brutto viaggio si riferisce a un'esperienza impegnativa o negativa sotto l'effetto della psilocibina. Questo può includere sentimenti di paura, ansia, paranoia o emozioni travolgenti. È importante capire che i brutti viaggi possono capitare e sapere come gestirli può fare una differenza significativa.

Fattori scatenanti comuni per i brutti viaggi

- Set e impostazione: un ambiente scomodo o una mentalità negativa possono contribuire a un brutto viaggio.
- Dosaggio elevato: Assumere una dose troppo alta, soprattutto per i principianti, può portare a un'esperienza travolgente.
- Stato emotivo: l'ansia, lo stress o i problemi emotivi irrisolti esistenti possono essere amplificati durante un viaggio.

Esempio di un brutto viaggio:

Laura, una graphic designer di 28 anni, ha assunto una dose elevata di psilocibina senza un'adeguata preparazione. Si ritrovò sopraffatta da emozioni intense e vivide allucinazioni, che portarono a sentimenti di paura e panico. Comprendendo cosa ha scatenato il suo brutto viaggio, è stata in grado di affrontare i viaggi futuri con una migliore preparazione e dosi più basse.

Prevenire i brutti viaggi

Preparazione

Una preparazione accurata è la chiave per prevenire brutti viaggi. Segui le linee guida in questa guida per stabilire le intenzioni, preparare il corpo e la mente e creare un ambiente sicuro.

Esempio di preparazione:

1. Stabilisci intenzioni chiare:

- Scrivi i tuoi obiettivi e le tue speranze per il viaggio
- Rifletti regolarmente su queste intenzioni prima dell'esperienza

2. Prepara il tuo ambiente:

- Assicurati che il tuo spazio sia confortevole, sicuro e privo di distrazioni
- Raccogli oggetti essenziali come coperte, acqua e oggetti confortanti

3. Preparazione della mente e del corpo:

- Impegnarsi nella meditazione, nel diario e nell'esercizio fisico leggero
- Mangia cibi puliti e nutrienti e rimani idratato

Inizia con una dose bassa

Inizia con una dose bassa per valutare la tua sensibilità e reazione alla psilocibina. Aumentare gradualmente la dose nelle esperienze future, se lo si desidera.

Esempio di inizio con una dose bassa:

1. Utente per la prima volta:

- Prendi 1 grammo di funghi secchi
- Monitora la tua risposta e regolati di conseguenza nei percorsi futuri

2. Aumento graduale:

- Se comodo, aumentare a 1,5 grammi in un viaggio successivo
- Continua a regolare in base alle tue esperienze e al tuo livello di comfort

Scegli l'ambiente giusto

Assicurati di trovarti in uno spazio confortevole, familiare e sicuro. Evita ambienti con potenziali distrazioni o fattori di stress.

Esempio di creazione di un ambiente sicuro:

1. Spazio interno:

- Allestisci una stanza accogliente con luci soffuse, comodi posti a sedere e musica rilassante
- Assicurati che lo spazio sia pulito, ordinato e privo di interruzioni

2. Spazio esterno:

- Scegli un luogo appartato nella natura con il minimo disturbo
- Porta una coperta o una sedia e circondati di bellezze naturali

Avere un sitter di fiducia

Avere una babysitter sobria ed esperta può fornire rassicurazione e aiutarti a superare i momenti difficili.

Esempio di ruolo di un sitter:

1. Prima del viaggio:

- Discutere le intenzioni dell'individuo e le eventuali preoccupazioni specifiche
- Pianificare la sessione, inclusa la configurazione dell'ambiente e la preparazione degli elementi necessari

2. Durante il viaggio:

- Rimani attento e reattivo alle esigenze dell'individuo
- Offri una guida delicata e rassicurante senza essere invadente

3. Dopo il viaggio:

- Aiuta l'individuo a riflettere sulla propria esperienza e a tenere un diario delle proprie intuizioni
- Fornire un supporto continuo e incoraggiare sane pratiche di integrazione
-

Gestione dei brutti viaggi

Mantieni la calma e respira

Se ti ritrovi a vivere un brutto viaggio, concentrati sul tuo respiro. La respirazione profonda e lenta può aiutare a calmare la mente e il corpo.

Esempio di mantenere la calma:

1. Esercizio di respirazione:

- Siediti comodamente e chiudi gli occhi
- Inspira profondamente contando fino a quattro, trattieni contando fino a quattro, espira contando fino a quattro
- Ripeti questo ciclo per diversi minuti finché non ti senti calmo

2. Affermazioni positive:

- Ripeti frasi rilassanti come "Sono al sicuro", "Passerà" o "Ho il controllo".
- Scrivi queste affermazioni e tienile a portata di mano come promemoria

Cambia il tuo ambiente

Se possibile, spostati in un'altra stanza o regola l'illuminazione. A volte un cambiamento di ambiente può cambiare la tua prospettiva e ridurre l'ansia.

Esempio di modifica dell'ambiente:

1. Spostati in un'altra stanza:

- Trova una stanza con un'illuminazione più soffusa o luce naturale
- Apri una finestra per far entrare aria fresca e suoni naturali

2. Regola l'illuminazione:

- Abbassa le luci o usa una lampada morbida per creare un'atmosfera rilassante
- Evita luci intense o intense che possono esacerbare l'ansia

Parla con il tuo sitter

Comunica con la tua babysitter ciò che stai vivendo. Possono offrire conforto, rassicurazione e aiutarti a sentirti con i piedi per terra.

Esempio di parlare con il tuo sitter:

1. Condividi i tuoi sentimenti:

- Spiega cosa stai vivendo ed eventuali paure o ansie specifiche
- Consenti al tuo sitter di offrire rassicurazione e supporto

2. Cerca una guida:

- Chiedi al tuo sitter esercizi di messa a terra o attività calmanti
- Segui la loro guida per aiutarti a superare i momenti difficili

Ricorda a te stesso che è temporaneo

Ricorda che l'esperienza è temporanea e alla fine passerà.
Rassicurarti di questo può aiutarti a mantenere la calma.

Esempio di ricordare a te stesso:

1. Dialogo interiore positivo:

- Ripeti frasi come "Questo è temporaneo",
  "Supererò questo" o "Sono al sicuro".
- Concentrati sulla natura temporanea
  dell'esperienza e sui risultati positivi

2. Visualizza la fine:

- Immagina di uscire dall'esperienza sentendoti
  riposato e perspicace
- Visualizza i risultati positivi e come li integrerai
  nella tua vita

Impegnarsi in attività rilassanti

Ascolta musica rilassante, tieni in mano un oggetto
confortante o impegnati in attività delicate come
disegnare o colorare.

Esempio di attività rilassanti:

1. Musica rilassante:

- Ascolta musica ambient o strumentale con un tempo lento
- Concentrati sul ritmo e sulla melodia per ancorare i tuoi pensieri

2. Oggetti di comfort:

- Tieni in mano una morbida coperta, un peluche preferito o un gioiello confortante
- Concentrati sulla consistenza e sulla sensazione per riportarti al momento presente

3. Attività dolci:

- Disegna o colora in un libro da colorare per coinvolgere la tua mente e le tue mani
- Scrivi in un diario o abbozza i tuoi sentimenti e le tue esperienze

Contrastare un Trip di Psilocibina

È possibile interrompere un viaggio?

A differenza di sostanze come l'alcol o gli oppioidi, non esiste un antidoto diretto per contrastare un trip da psilocibina. Tuttavia, ci sono modi per gestire e ridurre l'intensità dell'esperienza.

Idratazione e nutrizione

Bere acqua e mangiare spuntini leggeri può aiutare a stabilizzare il corpo e la mente. Evita la caffeina o altri stimolanti.

Esempio di idratazione e nutrizione:

1. Bevi acqua:

- Sorseggia acqua regolarmente per rimanere idratato
- Evita le bevande contenenti caffeina o zuccherate

2. Spuntini leggeri:

- Mangia frutta fresca, noci crude o una piccola insalata
- Evita cibi pesanti o trasformati

Tecniche di messa a terra

Impegnati in esercizi di messa a terra, come toccare un oggetto familiare, camminare a piedi nudi sull'erba o concentrarti sul respiro.

Esempio di tecniche di messa a terra:

1. Tocca oggetti familiari:

- Tieni in mano una coperta, un peluche o un gioiello preferito
- Concentrati sulla consistenza e sulla sensazione per riportarti al momento presente

2. Cammina a piedi nudi:

- Cammina su erba, sabbia o altre superfici naturali per sentire la terra sotto i tuoi piedi
- Presta attenzione alle sensazioni e connettiti con la natura

Interventi farmacologici

In casi estremi, un medico può somministrare farmaci come le benzodiazepine per ridurre l'ansia e calmare l'individuo. Questo dovrebbe essere fatto solo sotto controllo medico.

Esempi di interventi farmacologici:

1. Cerca assistenza medica:

- Se la situazione diventa ingestibile o se ci sono segni di disagio fisico, cercare immediatamente assistenza medica
- Un operatore sanitario può fornire interventi e supporto appropriati

Cercare aiuto medico

Se la situazione diventa ingestibile o se ci sono segni di disagio fisico, consultare immediatamente un medico.

Esempio di ricerca di assistenza medica:

1. Risposta alle emergenze:

- Chiama i servizi di emergenza se tu o qualcun altro siete in difficoltà
- Fornire informazioni chiare sulla situazione e sulle sostanze in questione

2. Segui i consigli medici:

- Segui le indicazioni dei professionisti medici per garantire sicurezza e benessere
- Sii onesto riguardo alle sostanze utilizzate e agli eventuali sintomi riscontrati

Conclusione

Intraprendere un viaggio con la psilocibina è un'esperienza profonda e trasformativa che può offrire intuizioni profonde, guarigione e crescita personale. Quando entri in questo viaggio, ricorda che la preparazione è fondamentale. Stabilendo intenzioni chiare, preparando il tuo corpo, considerando la tua dieta e creando un ambiente sicuro e confortevole, poni le basi per un'esperienza significativa e arricchente.

La musica, come la playlist della Johns Hopkins, può arricchire il tuo viaggio, guidandoti attraverso le varie fasi dell'esperienza. Avere oggetti essenziali come acqua, snack, un diario e una coperta garantirà il tuo comfort e la tua sicurezza durante tutto il viaggio.

Durante l'esperienza, rimanere presenti e aperti a qualsiasi cosa si presenti è fondamentale. Ogni viaggio è unico e, affrontandolo con rispetto e consapevolezza, puoi sbloccare il suo pieno potenziale.

Mentre integri le intuizioni e le lezioni del tuo viaggio con la psilocibina nella tua vita quotidiana, concediti il tempo di riflettere ed elaborare. Tenere un diario, parlare con amici fidati o cercare una guida professionale può aiutarti a dare un senso alle tue esperienze e ad applicare la nuova saggezza alla tua crescita personale e al tuo benessere.

Ricorda, il viaggio non finisce con l'esperienza della psilocibina in sé. È un processo continuo di apprendimento, guarigione ed evoluzione. Abbraccia i cambiamenti, abbi fiducia nel tuo percorso e continua a coltivare la consapevolezza e le intuizioni acquisite durante il tuo percorso.

Grazie per aver scelto questa guida che ti accompagna nel tuo viaggio con la psilocibina. Possa servire come una risorsa preziosa, offrendo supporto, conoscenza e ispirazione mentre esplorate le profondità profonde della vostra coscienza.

Viaggi sicuri e che il tuo viaggio sia pieno di meraviglia, intuizione e trasformazione.

Risorse

Progetto Fireside

The Fireside Project è un'organizzazione senza scopo di lucro dedicata a fornire supporto tra pari durante le esperienze psichedeliche. I loro servizi sono progettati per aiutare le persone a superare momenti difficili, integrare le intuizioni e garantire un viaggio sicuro e positivo. Di seguito sono riportate alcune informazioni essenziali sul Fireside Project e su come contattarli per ricevere supporto.

Informazioni su Fireside Project:

The Fireside Project offre una linea di supporto gratuita, confidenziale e compassionevole per le persone che si sottopongono a esperienze psichedeliche. Volontari qualificati sono disponibili per fornire supporto emotivo, guida e informazioni per aiutarti durante il tuo viaggio. Sia che tu ti stia preparando per un'esperienza psichedelica, che tu stia attualmente navigando in una o che tu stia integrando le intuizioni in seguito, il Fireside Project è qui per aiutarti.

Servizi forniti:

- o Supporto tra pari durante le esperienze psichedeliche
- o Guida e rassicurazione nei momenti difficili
- o Supporto all'integrazione per aiutare a elaborare e comprendere la tua esperienza
- o Ascolto confidenziale e non giudicante

Come raggiungere il Fireside Project:

- o **Numero di linea di supporto:** 62-FIRESIDE (623-473-7433)
- o **Sito web:** firesideproject.org
- o **Disponibilità:** La linea di supporto è operativa quotidianamente, fornendo assistenza tempestiva a chi ne ha bisogno.
- o **Metodi di contatto:** Puoi chiamare o inviare un messaggio alla linea di supporto al numero 62-FIRESIDE (623-473-7433).

Perché utilizzare Fireside Project:

- o **Confidenziale e compassionevole:** le tue conversazioni sono private e i volontari sono formati per fornire un supporto empatico e non giudicante.
- o **Volontari esperti:** Il team di supporto è composto da persone con esperienza nella navigazione di esperienze psichedeliche, offrendo consigli pratici e conforto emotivo.

- o **Accessibile e gratuito:** il servizio è gratuito, il che lo rende accessibile a tutti coloro che hanno bisogno di supporto durante il loro viaggio psichedelico.

Come preparare:

Prima di contattare il Fireside Project, è utile:

- o Sii in un ambiente tranquillo e sicuro dove puoi parlare apertamente.
- o Tieni a portata di mano le informazioni di base sulla tua esperienza psichedelica, come la sostanza, il dosaggio e il tempo di ingestione.
- o Sii aperto e onesto su ciò che stai vivendo e su come ti senti.

The Fireside Project si impegna a supportarti in ogni fase del tuo viaggio psichedelico, assicurandoti che tu ti senta ascoltato, compreso e curato. Che tu abbia bisogno di assistenza immediata o di supporto continuo per l'integrazione, il loro team dedicato è pronto ad aiutarti.

Per ulteriori informazioni, visitare firesideproject.org o chiamare o inviare un messaggio alla loro linea di supporto al numero 62-FIRESIDE (623-473-7433).

Scheda di riferimento rapido

Guida al dosaggio della psilocibina

- **Microdose**: 0,1 - 0,3 grammi
- **Dose bassa**: 0,5 - 1 grammo
- **Dose moderata**: 1 - 1,5 grammi
- **Dose standard:** 2 - 3,5 grammi
- **Dose alta:** 4 - 5 grammi

Suggerimenti rapidi

- **Durata degli effetti:**
  - **Dosi da micro a standard:** 4-6 ore
  - **Dose alta:** 6-8 ore
- **Tempo di insorgenza:** 20-60 minuti
- **Effetti di picco:** 2-3 ore dopo l'ingestione
- **Set e ambientazione:** Ambiente calmo, confortevole e familiare
- **Articoli essenziali:** acqua, snack, diario, coperta
- **Integrazione:** rifletti, scrivi un diario, discuti la tua esperienza
- **Idratazione:** bere acqua prima e dopo il viaggio

- **Sicurezza:** se possibile, fai in modo che sia presente un amico fidato o una babysitter

Mentalità positiva

- **Affermazioni**: Usa le affermazioni positive per impostare la tua mentalità
- **Respirazione**: Pratica la respirazione profonda per mantenere la calma
- **Accettazione**: Abbraccia tutto ciò che si presenta durante il viaggio

Miglioramenti sensoriali

- **Musica**: usa musica rilassante come la playlist della Johns Hopkins
- **Illuminazione**: l'illuminazione soffusa e ambientale migliora il comfort
- **Natura**: l'accesso alla natura può essere radicante e rilassante

www.ingramcontent.com/pod-product-compliance
Lightning Source LLC
Chambersburg PA
CBHW071550260726
48653CB00007BA/2664